LES VIRUS DÉFINIS

DES

MALADIES ANIMALCULAIRES,

ET LEUR THÉRAPEUTIQUE RATIONNELLE.

SEDAN, IMPRIMERIE DE SUHAUX.

LES VIRUS DÉFINIS

DES

MALADIES ANIMALCULAIRES,

ET LEUR THÉRAPEUTIQUE RATIONNELLE.

OU

MÉTHODE FACILE ET PROMPTE

DE TRAITEMENT CURATIF

DES MALADIES CONTAGIEUSES,

ACQUISES OU HÉRITÉES;

Par le Docteur Dronin.

CHEZ L'AUTEUR, A SEDAN. (ARDENNES)

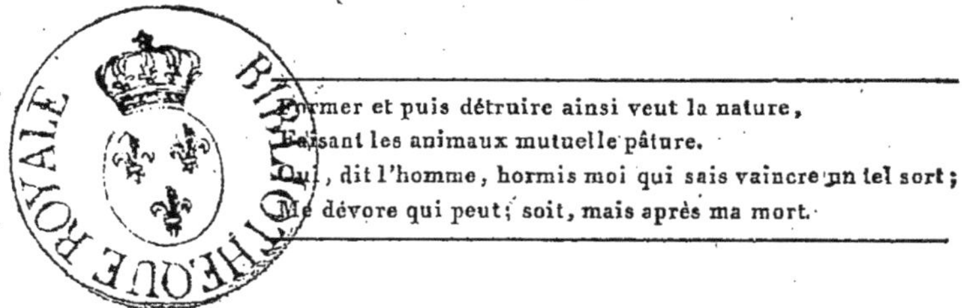

Former et puis détruire ainsi veut la nature,
Faisant les animaux mutuelle pâture.
Oui, dit l'homme, hormis moi qui sais vaincre un tel sort;
Me dévore qui peut; soit, mais après ma mort.

PARIS,

CHEZ BÉCHET JEUNE, LIBRAIRE, PLACE DE L'ÉCOLE DE MÉDECINE.
LADVOCAT, AU PALAIS-ROYAL.

1829.

AVANT-PROPOS.

Le docteur Drouin n'annonce ni ne vend aucun remède ; mais il prescrit et administre sa préparation dans des cas de maladie qui s'offrent à sa pratique, soit dans le lieu de sa résidence, soit au-delà par correspondance.

Ces cas sont entre autres :

Toutes les sortes de teignes.

La plupart des blennorrhées, blennorrhagies, leucorrhées.

Toutes les sortes de bubons, résultant de l'action d'un virus.

Le virus cancéreux.

Toutes les sortes de dartres, apparentes ou occultes.

Toutes les affections pruriteuses permanentes.

Les éphélides causées par un virus quelconque.

Les exanthèmes contagieux.

Les excroissances provenant d'un virus dégénéré.

Les exostoses qui ont pour cause un virus.

Toutes les sortes de gale, récente, chronique ou dégénérée.

La goutte-rose, variété de dartre.

L'ozène, ou nez punais.

Tous les cas de septicité.

Les ulcères sordides.

Le tabes syphilitique ou scabiei.

Les ulcères psoriques, syphilitiques, scorbutiques, etc.

La variole.

Toutes les maladies internes, causées par la répercussion de maladie contagieuse quelconque.

Pour concourir, avec l'Administration de l'Hospice civil de la ville de Sedan, au soulagement de l'humanité, le docteur Drouin offre de traiter par sa méthode et gratuitement, les affections contagieuses quelconques, récentes ou chroniques, sous quelque forme qu'elles soient, dont pourraient être atteints les individus reçus dans cet établissement.

DOCTRINE

DES

MALADIES ANIMALCULAIRES.

HEUREUX est l'homme affranchi du joug de l'erreur qu'imposent à son espèce des institutions tyranniques ; celui-là voit agir la nature ; est observateur judicieux ; explique les faits dont il a la conscience et en montre les produits convaincans et irrécusables. S'il fait des expériences pour réaliser des probabilités, il atteint à la vérité en répétant la série des moyens par lesquels la nature opère à un résultat toujours parfait, toujours utile.

J'aborde mon sujet :

L'homme s'est soustrait, par son industrie guerrière, au tribut qu'il payait de sa personne à divers grands animaux qui le dévorent et s'en nourrissent par préférence. Il a même pris sur eux l'offensive.

Cependant l'homme est encore détruit par d'autres animaux qui portent en lui la corruption et la mort ; mais que leur minimité rend inaccessibles aux facultés limitées de ses sens, et que sa superstition éloigne encore des moyens capables de lui donner la conscience de leur réelle existence.

La présence de ces animaux qui habitent, se nourrissent et se reproduisent dans l'économie vivante, y cause des désordres en rapport avec l'organisation propre à chaque famille de ces insectes, et constitue ainsi les maladies animalculaires en général.

Les différentes familles de ces animaux ayant chacune un type particulier de structure et d'organisation, chacune a conséquemment un génie, des mœurs et des besoins qui en dérivent; et l'aliment dont elle se nourrit, la région qu'elle occupe et l'aspect de son habitation doivent être et sont en effet distincts de ce qu'a, sous ces rapports, une autre famille de ces animalcules : mais toutes déchirent les organes dans lesquels la nécessité de leur existence exige qu'elles habitent.

L'homme est un univers pour ces sortes d'animaux; et dans quelque condition qu'il se trouve, malgré sa ridicule suffisance, ils y fondent leur asile, y existent, en faisant de son individu leur vivante pâture. Le voilà donc cet homme qui se dit le roi des animaux, dévoré ignominieusement par les plus minimes!

Il suit de là que les insectes d'une même famille vivent en société dans un même département ou système d'organes; et, bien qu'un homme puisse être atteint simultanément de plusieurs animalculaires, il n'y a jamais confusion, ni même rencontre de familles disparates de ces animaux : de là le caractère distinctif des lésions externes ou internes si diverses qu'ils causent, et les dénominations singulières qu'on leur a données d'après leurs physionomies, ou la sensation qu'elles font éprouver.

Et s'il en était autrement, si ces animalcules se nourrissaient indifféremment des diverses humeurs qui circulent chez l'homme; s'ils habitaient dans tous les tissus qui le composent, ils seraient constamment pêle-mêle; et on suppose bien qu'alors, éprouvant les mêmes besoins, la famille la mieux armée ferait la guerre à celle qui a moins de défense, et aurait bientôt détruit la plus faible:

ce qu'arrivant inévitablement, il n'y aurait plus complication d'animalculaires chez le même sujet. Prenons un exemple concluant de mes assertions dans cette hypothèse :

Ne pourrait-on pas s'expliquer raisonnablement l'anéantissement de l'animalcule varioleux et de ses germes chez l'homme, par l'insertion dans son économie de l'animalcule vaccin qui, dévorant la variole pour s'en nourrir, anéantit cette maladie? et que bientôt celui-ci, n'ayant plus d'ennemis varioleux pour sa pâture, et les humeurs de l'homme ne lui convenant point pour aliment, finit à son tour par succomber, mais d'inanition ; ainsi qu'il en arriverait à l'égard de renards enfermés dans une enceinte où il y aurait des lapins ou des lièvres, quoiqu'abondamment fournie de substances alimentaires propres à la nourriture de ces derniers. Le vaccin est donc un moyen sûr pour détruire la variole chez l'homme, sans nuire aucunement au sujet qui en est atteint. Malheureusement, la médecine n'a point encore à sa disposition des moyens de ce genre à opposer à toutes les maladies animalculaires, pour chacune desquelles il faudrait peut-être un antidote vivant pour détruire chaque espèce, et que, certes, on est encore loin d'avoir trouvé.

Mais en attendant que des recherches aussi pénibles que difficultueuses aient mis la médecine en possession de tels moyens, on peut néanmoins obvier aux désastres que causent chez l'homme les maladies animalculaires, quelles qu'elles soient, en détruisant les animalcules morbifiques, sans nuire moindrement à celui qui en est atteint. C'est le sujet de cet opuscule.

Nul homme n'est à l'abri de toutes les circonstances qui peuvent donner lieu à l'invasion chez lui de quelqu'une de ces maladies, même à son insu, et conséquemment des troubles graves à sa santé qui en sont les effets.

La cause de ces maladies n'est désignée dans le langage médical que par une dénomination qui n'a point de sens déterminé, n'exprime rien qui soit comparable ni analogue à aucune des choses connues de l'homme; ne donne à l'esprit nulle idée d'une existence appréciable : enfin cette dénomination est affirmative de l'ignorance où l'on est de cette cause; on la nomme *virus :* on ajoute à ce mot une épithète indicative de la forme qu'a la lésion qu'elle détermine, ou expressive de ses effets sur la sensibilité et les fonctions vitales.

D'après cette bizarre définition de la cause de ces maladies, on n'a aucun point de départ pour raisonner et asseoir un traitement rationnel ; tout est fantasque dans les prescriptions : on prépare des substances en aveugle ; on les administre sans mesure certaine, et leur application est faite au hasard. Gare cette pratique encore pire que la médecine des symptômes ; c'est celle que font les médicastres consultans des deux sexes, les apothicaires pour vendre leurs drogues ; en un mot tous les empiriques et charlatans. Aussi, que résulte-t-il des médications arbitraires et si disparates conseillées contre ces affections ? On le sait de reste. Mais cette versatilité ridicule, intolérable, si nuisible à l'humanité, et si honteuse pour la science, disparaîtra-t-elle ?

Reste donc bien démontré que toute médication proposée pour un cas maladif dont la cause est inconnue et conséquemment le caractère indéterminé répugnera toujours au bon sens comme à la raison, et ne peut être offerte que par une ignorance bien dangereuse, quand, ce qui est rare, l'ignoble et coupable charlatanisme y est étranger ; et voilà pourtant où en est encore aujourd'hui la médecine qui s'exerce contre les virus mystérieux qui dégradent et moissonnent l'espèce humaine. Et les institutions légales de médecine ne sont impuissantes contre de si déplorables abus dans la pratique médicale, que parce qu'on n'y professe point de doctrine rationnelle à leur égard; et que ce défaut, montrant le vide et l'insuffisance de la science, oblige les malades, dans l'espérance d'éloigner d'eux la douleur et la mort, d'accueillir le premier venu, quel qu'il soit, qui leur promet le soulagement qu'ils savent ne pouvoir espérer d'une pratique médicale légalement autorisée.

Ce n'est donc point, comme on le dit, la crédulité qui enhardit le charlatanisme dans l'exercice de la médecine, mais bien la malheureuse insuffisance de la science médicale dans la définition vraie de ces maladies. Et que l'on remarque bien qu'il n'est pas seulement question ici des charlatans titrés et de ceux qui tiennent boutique ouverte de drogues, mais encore de leurs homonymes nomades qui annoncent et vendent à la portion ignorante de toutes les classes des composés inextricables, débités pour la guérison de maladies le plus souvent virulentes, n'importe leurs formes et leurs symptômes. Donc tous ces gens là font pareil métier avec le même discernement.

Ces maladies sont contagieuses, et aussi les plus graves qui puissent attaquer l'homme ; elles détruisent non-seulement l'individu qui en est atteint, mais encore son innocente postérité, que cet héritage dégrade horriblement, en la conduisant, par un long supplice, à une mort prématurée.

L'homme a cherché à se délivrer de calamités si atroces qui troublent si amèrement son existence ; n'en connaissant point la cause, ses tentatives furent innombrables : enfin il s'arrêta à un mode de traitement qui détruirait bien ces maladies, mais il empoisonne en même temps les malades.

Des millions d'individus contagiés furent les sujets, pendant des siècles, d'essais d'abord malheureux, puis seulement défectueux et toujours insuffisans, parce que la substance léthifère, employée pour combattre ces affections, bien qu'administrée sous différentes formes et à des doses variées, n'était qu'atténuée dans ces diverses préparations, au lieu d'y être MODIFIÉE convenablement, et de manière à combattre seulement et victorieusement les animalculaires sans nuire aux sujets malades.

On comprend en effet que l'altération de la santé ou la maladie dont la cause unique est la présence d'animaux dans notre économie, qui font de nous leur pâture vivante, ne peut être traitée rationnellement qu'en détruisant ces animaux, puissans et si dangereux ennemis de notre conservation. Dès-lors on comprend de même que l'indication à remplir étant simple le remède doit l'être également, MAIS MODIFIÉ DANS SON MODE D'ACTION CURATIF, PROPORTIONNELLEMENT A L'ÉNERGIE VITALE INDIVIDUELLE DES ANIMAUX A DÉTRUIRE.

Or l'individu de l'espèce humaine ayant une énergie vitale plusieurs milliers de fois supérieure à celle individuelle de ces insectes, il est hors de doute que le remède MODIFIÉ dans sa propriété délétère jusqu'au point de produire seulement l'effet désiré, on aura pour résultat de son emploi, convenablement administré, la cure directe, certaine et radicale de la maladie, sans aucune chance d'inconvénient pour le malade.

Ce résultat est obtenu sûrement et en toute sécurité par l'application raisonnée du traitement approprié à tous les cas dont s'agit, sans aucune exception. Ce fait positif, le plus important, peut être vérifié par le médecin comme par le malade. Mais chacun voyant et jugeant selon l'étendue de son savoir et de son intelligence, il en est qui ne comprennent rien au-delà de ce qui est appréciable à leurs sens ; et pourtant il s'en manque beaucoup que les facultés propres aux sens de l'homme soient suffisantes pour apprécier toutes les causes dont les effets influent si puissamment sur sa conservation et son existence. Il est vrai que ceux-là n'ont de l'homme que sa ressemblance, et guère plus que l'instinct commun aux autres animaux; ils composent cette foule qui accourt confusément pour écouter des jongleurs qui les assurent, moyennant quelqu'argent, contre tout besoin après leur mort. Mais ici on ne propose rien à la crédulité de ces gens-là dont on déplore la misère morale; on n'y expose que des faits accessibles à l'intellect le moins développé; et ces faits sont les effets curatifs et inoffensifs de la méthode spécifique dont il sera parlé.

On n'a point songé jusqu'à présent à en user ainsi ; et la substance héroïque contre ces affections, employée sans être MODIFIÉE a produit des maux incalculables. Quelques médecins, bons observateurs, ont soupçonné ou même vu la cause réelle de ces maladies ; mais il restait le principal à découvrir : c'était de trouver, pour le soulagement de l'humanité, le moyen de MODIFIER CONVENABLEMENT la substance propre à les combattre; car, sans cette modification, son application à l'économie vivante, jusqu'à l'extinction de la maladie, y cause des ravages désespérans.

Un médicament appliqué convenablement et à propos pour la guérison de beaucoup de maladies, qui aurait pour effet constant le prompt soulagement des malades et ensuite la curation de leurs maux, sans laisser de chance à aucun inconvénient, serait un véritable et précieux spécifique curatif. Cette qualification, déjà donnée au mercure dont le seul nom jette l'épouvante, à cause de sa puissante action sur le vivant, lui sera définitivement acquise, quand son administration ne sera plus accompagnée et suivie d'accidens redoutables; et que dans les cas si nombreux où son emploi est indispensable, on n'aura qu'à s'applaudir de ses effets salutaires.

Cette substance, MODIFIÉE ainsi que je le propose, atteindra ce but si désirable, en l'employant, comme je l'indiquerai, pour le traitement de toutes les affections morbides désignées collectivement sous la dénomination générique de maladies de la peau ; et de toutes celles, enfin, qui ont pour cause immédiate la présence d'insectes qui habitent dans l'économie vivante.

Ce sont mes assertions bien probables sur l'étiologie ou la cause de ces maladies si multipliées ; et ma définition de la nature des virus qui m'ont suggéré de chercher à établir pour toutes, sans aucune exception, une thérapeutique aussi simple que rationnelle, appropriée et applicable à la curation complète de ces désastreuses affections ; et cette médication sanctionne ma définition des virus. Le diagnostic est établi, le pronostic consolant, et le traitement conséquent. Voilà donc une immense série de maladies données et leur remède trouvé.

Les maladies dites virulentes, que je définis des maladies animalculaires, sont d'autant plus communes que l'invasion de quelques-unes ne s'annonce d'abord que par un léger prurit ou des démangeaisons peu importunes sur une ou plusieurs régions du corps ; les personnes qui en sont fatiguées par de fréquentes récidives, se hâtent de calmer ce trouble à leur tranquillité en lotionnant, même en frottant les lieux où le prurit se fait sentir, avec de l'eau froide, de l'oxicrat, de l'eau dite de Cologne, du vinaigre pur, de l'eau salée, de l'eau-de-vie, ou tout autre répercussif plus ou moins énergique produisant un effet analogue ; ne se doutant pas que ce sont des animaux qu'elles chassent et repoussent ainsi à l'intérieur où elles les obligent à s'établir dans des organes plus essentiels à la vie que ne l'est l'organe cutané ; et il est d'expérience que c'est le plus souvent l'organe pulmonaire que ces insectes choisissent pour y fonder leur colonie. Voilà donc une cause de phthisie mortelle ignorée, qui fait bientôt des progrès rapides, et contre laquelle les moyens thérapeutiques usités sont impuissans. Et en supposant même que cette cause parvienne à la connaissance du médecin consulté, celui-ci est sans moyen approprié pour traiter rationnellement cette maladie qui, plus tôt ou un peu plus tard, précipite inexorablement dans le tombeau des milliers d'innocentes victimes. Aussi a-t-on reconnu depuis long-temps que le cinquième de l'espèce humaine périt de phthisie pulmonaire. Qu'on ajoute maintenant à ce nombre de décès contre nature, ceux que causent d'autres virus ou maladies animalculaires qui, par leur essence propre, fixent leur siége dans d'autres organes intérieurs de l'économie de l'homme, et on reconnaîtra, sans réfutation admissible, que plus de la moitié de l'espèce humaine meurt dans le tiers ou les deux tiers au plus loin de sa carrière d'existence naturelle, par l'effet meurtrier de la cause mystérieuse des virus. Mais, comme je l'ai déjà dit, toutes les maladies qui ont pour cause immédiate la présence d'un virus quelconque étant définies des maladies animalculaires, le traitement rationnel que je propose de leur opposer est le même pour toutes, à quelques modifications près dans le mode de l'administrer, selon l'état de la maladie et celui du sujet qui en est atteint.

Je laisserai divaguer ceux que cette doctrine contrarie; je n'alimenterai point de discussions polémiques avec eux à cet égard; je leur fais, même dès à présent, toute concession sous ce rapport; parce qu'en cela ma généreuse tolérance n'empêchera pas le soulagement de l'humanité de résulter de l'emploi de ma méthode. Qu'ils gardent leurs virus et leurs modes de les traiter que je n'envierai jamais; tandis que j'éteindrai les animalculaires promptement, sûrement, et en toute satisfaction.

Je désirerais cependant concilier toutes les opinions en même temps que tous les intérêts sur le sujet que je traite ici : le procès de l'humanité étant gagné, c'est le point nécessaire ; qu'importe aux malades les moyens mis en usage, pourvu qu'ils leur conservent la vie et qu'ils guérissent de leurs infirmités : ces moyens sont purement des résultats de la science de la vitalité, dont l'étude n'est facile qu'au petit nombre d'hommes doués de facultés intellectuelles très prononcées. Dans cette vue, je propose de ne point entamer de discussions publiques sur aucun point de doctrine médicale, parce qu'elles sont toujours inutilement scandaleuses, et ne font qu'amuser les gens du monde aux dépens des gens de l'art. Mais je sollicite les médecins dignes de ce nom d'étendre leurs investigations, et de raisonner ensuite avec la modération qu'exigent les explications scientifiques, sur la cause réelle des virus que je définis des maladies animalculaires. L'opinion, en ce sens, des plus respectables philosophes et de tous les savans naturalistes est déjà un appui d'une haute valeur. En attendant un accord unanime sur ce sujet, il faudrait s'en tenir nûment aux faits qui intéressent directement l'humanité, et qui peuvent être rigoureusement démontrés à l'entendement le plus vulgaire; c'est-à-dire, aux faits visibles, palpables et satisfaisans résultant de l'emploi à propos de la méthode que j'annonce pour l'exacte curation de toutes les maladies contagieuses. L'expérience serait jusque-là le seul guide dans le traitement de ces désastreuses affections ; et cette nouvelle méthode étant couronnée de succès, ne pourrait être raisonnablement qualifiée d'aveugle empirisme ou de science conjecturale, comme l'ont fait jusqu'à présent, avec quelque raison, les gens du monde : ainsi, le vaste champ des sarcasmes serait désormais clos à l'hilarité maligne, mais plausible, des raisonneurs oiseux. Hélas ! la science médicale, la plus noble, la plus étendue et la plus utile de toutes les sciences restera-t-elle en arrière de celles qui s'élèvent au plus haut degré de gravité et d'intérêt par tous les perfectionnemens dont elles peuvent être susceptibles? Et quand donc cessera-t-elle d'être classée et assimilée aux métiers pour l'exercice desquels la loi assujettit au paiement d'une patente qui autorise en quelque sorte à trafiquer de la vie des hommes. O honte intolérable chez un peuple éclairé!

Aussitôt que la cause de ces maladies est anéantie, l'action vitale, entravée pendant son existence, reprend son activité conservatrice, et tend incessamment à réparer les désordres occasionés par la chronicité de l'affection. Le temps nécessaire au rétablissement intégral de la santé est d'autant plus court que le sujet, ayant acquis sa maladie, est moins éloigné de l'époque de son invasion, et aussi moins âgé.

La cause de la maladie se trouvant anéantie par l'effet du traitement qui, comme on le verra, est de courte durée, son application a atteint son but; le principal est obtenu au grand soulagement du malade, et la tâche du médecin est remplie à cet égard. Mais sans cesser ses rapports avec le malade, il sera désormais tranquille observateur des efforts de la nature, ou mieux de l'action vitale individuelle qui, seule, peut réparer les altérations ou les désordres dans l'économie auxquels a donné lieu la chronicité de l'affection, c'est-à-dire, son séjour plus ou moins prolongé chez le sujet. Mais il dirigera avec sévérité et cette sagacité propre à l'homme instruit, les régimes diététique et hygiénique applicables au nouveau but qu'il se propose d'atteindre, celui de hâter l'entier rétablissement du malade, et conséquemment d'abréger la convalescence.

L'action vitale est très active chez l'enfant; elle l'est beaucoup moins chez l'adulte, et plus lente encore chez le vieillard. La constitution altérée par l'hérédité de la maladie se répare plus longuement.

Quant aux autres considérations, je dis que, déférer aux personnes qui ont subi le traitement d'une maladie caractérisée à en proclamer le résultat, serait, certes, s'en rapporter à des juges qui, dans cette hypothèse, ont la conscience d'un discernement certain et l'aptitude exigée pour prononcer sans équivoque ni erreur. L'aveu unanime émis à cet égard par de tels juges serait aussi vrai qu'irrécusable; constaterait la propriété et l'efficacité réelle des moyens; en apprécierait l'innocuité et l'importance, et suggérerait même l'idée de leur valeur selon l'étendue et la fréquence de leur utilité.

La médecine étant l'ensemble des sciences dont la pratique tend à isoler l'individu de toute cause de sa destruction, et ayant principalement l'homme pour sujet, le médecin a pour but la conservation de l'animal le plus compliqué dans son organisation, et le plus multiple dans ses besoins et dans ses relations. Si on ajoute que l'homme social obsède son intelligence pour se créer des jouissances qui multiplient ses rapports avec les êtres extérieurs, on reconnaîtra de plus, qu'il sort ainsi du milieu où la nature l'a placé pour y vivre selon ses lois de conservation. Aussi est-il l'animal le plus exposé et le plus fréquemment atteint des maladies communes aux animaux qui lui sont le plus analogues, mais encore d'affections morbides qui lui sont plus particulières, et qui ne sont pas les moins désastreuses; ce sont les animalculaires.

Un auteur moderne a décrit à sa manière les effets apparens de ces maladies; et les gens du monde trouvent dans la lecture des volumes à ce consacrés une singulière distraction. Mais aucun mode de traitement assigné à la cause de ces maladies n'y est indiqué. On n'y propose que des moyens qui combattent à peine quelques symptômes; ce qui ne fait que caresser la maladie et la rendre plus rebelle. Néanmoins, les malades, se dépitant de ne point trouver de soulagement dans leur département, ne sachant mieux faire, s'y soumettent et affluent à cet effet dans la capitale. Après avoir passé beaucoup de temps dans l'incertitude; dans l'ennui; absens de leurs affaires; épuisés d'impatience; profondément chagrins par la conscience de leur état empiré; ces malades, que la saison de l'hiver surprend et oblige à discontinuer leur asservissement à subir l'usage de tels moyens, cessent donc et se retirent; mais non sans être puissamment allégés de leur bourse. Il est vrai pourtant, qu'avant leur départ, on leur promet plus de chance pour leur soulagement s'ils reviennent passer la belle saison de l'année suivante et subir un pareil traitement, ou être les sujets d'autres essais : mais combien succombent dans l'intervalle !

D'ailleurs, qu'importe aux malades, et de quel intérêt peut être pour eux le tableau de signes maladifs et des souffrances auxquelles leur cause donne lieu? C'est bien pis quand ils y lisent la description des lésions organiques internes devenues incurables par la chronicité de maladies contre lesquelles la médecine s'avoue impuissante : et n'est-ce pas ainsi ajouter le désespoir à de cruels maux déjà si pénibles à supporter? Pourquoi donc augmenter chez ces malades les angoisses où les tient plongés la constante présence à leur esprit de la fin funeste, toujours prématurée, de tous ceux qu'ils ont connus attaqués d'affection analogue à la leur? Enfin, n'est-ce pas assez qu'ils sachent que les efforts conservateurs de la nature sont nuls contre ces maladies, et qu'abandonnées à elles-mêmes, elles gagnent de puissance sur l'action vitale, l'éteignent, et qu'en même temps les malades succombent?

Les malades ne demandent point d'être informés de ce qu'ils éprouvent; ils le sentent bien; ils le disent assez, et même jusqu'à satiété. Il leur est plus nuisible qu'utile de connaître le degré de gravité de leur maladie, et plus encore l'issue fâcheuse qu'elle peut avoir. Ces colloques d'un médecin avec un malade ne prouvent qu'une indiscrétion furibonde, une forfanterie. Et ces médicastres en si grand nombre, qui disent aux malades que les souffrances que ceux-ci endurent ne sont rien, qu'il n'en sera rien; montrent une suffisance insupportable qui décèle bien aux malades, qui sentent leur état, que ces gens-là expliquent, par ces riens répétés, la nullité de leurs talens comme de leurs moyens, et en même temps le pressant besoin qu'ils ont de faire des dupes.

Motifs de l'utilité de la préparation mixte du docteur DROUIN, *avec une notice sur son mode d'action et ses propriétés; enfin, la manière de l'administrer.*

Les faits de chaque jour prouvent que les préparations pharmaceutiques connues et usitées, dont le mercure fait la base comme spécifique curatif de plusieurs maladies, sont souvent infidèles ou insuffisantes; quelquefois nuisibles et exposent toujours les malades à des dangers plus ou moins graves.

Que certaines de ces préparations avec des corps gras offrent des produits aussi dégoûtans que défectueux ; répugnent à cause surtout de l'odeur infecte et de la malpropreté repoussante qui sont inséparables de leur usage, et d'où naît une atmosphère insalubre au centre de laquelle les malades sont placés durant le traitement.

Et par quelque mode d'application que l'on fasse usage des préparations mercurielles autorisées, c'est-à-dire, sous quelque forme que l'on emploie le mercure NON MODIFIÉ sur le vivant, ses effets délétères sont plutôt manifestes que son héroïque propriété médicamenteuse ; les symptômes d'empoisonnement, bien que divers, selon l'organe qu'affecte plus particulièrement la présence du métal, n'en sont pas moins réels, et leur véhémence est quelquefois telle qu'ils menacent de ruine la vitalité. Tous les sujets soumis au traitement mercuriel par les méthodes connues éprouvent, toutes choses égales d'ailleurs, les mêmes accidens, à des degrés d'intensité plus ou moins élevés, selon leurs facultés dynamiques respectives.

Oui, et chacun le sait, le mercure est un poison pour tous les animaux ; son énergie délétère est en raison inverse de l'énergie vitale individuelle. Cette vérité n'admet contre elle aucune objection. On en a d'ailleurs chaque jour la conviction dans la manifestation des accidens graves et nombreux qui ont lieu chez les individus soumis à l'usage des préparations mercurielles connues. Aussi n'est-ce pas sans les craindre et avec une circonspection parcimonieuse que le vrai médecin les prescrit pour les cas qui en réclament l'emploi. Encore est-il très rare qu'il puisse en user convenablement pour procurer la guérison, à cause de la véhémence des symptômes destructeurs de la vitalité, suscités seulement par la présence du métal NON MODIFIÉ sur le vivant.

Que suit-il de là? Que les malades restent, dans un grand nombre de cas, atteints de leur maladie soit aiguë, soit chronique, sous des formes extrêmement variées. L'observateur judicieux ne récuse point ces faits. La constitution des malades est altérée ; ils sont victimes de secours plus nuisibles qu'utiles, et porteront désormais sur leur front et dans leurs habitudes l'annonce qu'ils renferment un vice morbide désastreux, transmissible à leur postérité, qui en hérite sous des formes plus ou moins hideuses.

Nul doute que ces inconvéniens sortent de l'imperfection des préparations mercurielles usitées, dans lesquelles le principal agent n'est pas combiné ou modifié convenablement pour en exclure, neutraliser ou atténuer les effets nuisibles sur le vivant.

Mais toutes les combinaisons de ce métal ne sont point épuisées ; et il en est une d'où résulte un MIXTE dont l'emploi comme curatif des mêmes maladies, ne donne point lieu aux justes reproches dont est entaché l'usage des préparations mercurielles connues jusqu'à ce jour.

Ainsi, des faits qui résultent du mode d'action et des propriétés de mon mixte mercuriel se compose la solution du problème suivant :

PROBLÈME. Les maladies les plus désastreuses chez l'homme, et dont hérite, sous différentes formes, sa postérité, se guérissent par l'emploi du mercure ; mais les inconvéniens multipliés qui suivent ou accompagnent le traitement font désirer une modification de ce métal telle, qu'il ne puisse plus nuire, sans pour cela cesser d'être le spécifique des mêmes maladies.

Trouver une combinaison de mercure dont l'usage dans la curation des maladies où il convient de l'employer, remplisse sûrement les indications, sans causer actuellement ou dans la suite auçun trouble ni désagrément.

Que cette redite ne soit point qualifiée fastidieuse : le mercure éteint la vitalité chez tous les animaux; SANS CETTE PROPRIÉTÉ, CE MÉTAL NE SERAIT D'AUCUNE UTILITÉ DANS LA THÉRAPEUTIQUE ET SON MODE D'ACTION INEXPLICABLE. Mais cette propriété est tellement MODIFIÉE dans ma préparation mixte, qu'il ne peut plus donner la mort qu'aux animaux infusoires, cause unique de beaucoup de maladies, sans nuire en façon quelconque aux animaux d'une énergie vitale beaucoup supérieure; et n'y est plus conséquemment, à l'égard de l'homme, qu'un médicament sûr qui le délivre de maladies dégradantes et affreuses.

Cette préparation mercurielle mixte, sous forme de lotion est inaltérable, sans odeur ni couleur; et son emploi aussi simple que facile. Je la nommerai volontiers ACARO-LETHUM.

Toutes les affections morbides, par quelque dénomination qu'on les particularise; qui ont pour cause la présence d'animaux qui peuvent habiter, se nourrir et se reproduire dans notre économie, ne peuvent être anéanties ou guéries qu'en détruisant l'espèce d'insectes et les résultats de ses actes reproducteurs.

C'est en se mêlant avec celle de nos humeurs dont se nourrit l'insecte que l'acaro-lethum tue ces animaux jusque dans leur germe, au fur et à mesure qu'ils éclosent : ainsi, les adultes de ces animalcules sont d'abord détruits et la maladie enrayée; en continuant l'usage du même remède, le même sort est infailliblement réservé et attend l'œuvre de leur reproduction. C'est ainsi que l'antidote suit la cause morbifique sans s'altérer et pénètre dans les lieux, quels qu'ils soient, où le besoin de l'existence de ces animaux nécessite qu'ils habitent.

Ainsi donc a cessé toute variation arbitraire dans la préparation comme dans l'application du mercure à la curation de beaucoup de maladies fondée sur l'action nuisible de ce métal NON MODIFIÉ sur le vivant. (l'homme) Un seul mode de préparation de cette substance suffira désormais pour tous les cas où son emploi sera utile ; et on poursuivra, sans répit comme sans danger, la cause morbifique jusqu'à son extinction totale, sans la moindre crainte que l'abus même du remède puisse être l'occasion d'aucun trouble dans l'économie, quels que soient d'ailleurs l'âge, la sensibilité individuelle, les habitudes, etc., des sujets soumis à son action.

Ainsi encore s'éteint la nombreuse série des affections morbides chroniques si communes qui surviennent à la suite des traitemens par les méthodes usitées, et qui constituent la plupart des maladies incurables.

Par quelque voie qu'ait pénétré dans nos organes la cause morbifique, c'est toujours par la méthode iatraleptique qu'il importe d'y diriger le remède curatif. C'est donc par l'absorption cutanée que l'acaro-lethum est insinué dans les tissus vivans, au moyen des frictions qu'on en fait sur le derme. Celles prescrites pour un des cas où elles seraient nécessaires, exercées sur un sujet sain et bien portant, ne produisent d'autres effets que d'assouplir la peau et d'activer la perspiration aux régions du derme qui subissent cet exercice.

Un effet apparent des frictions avec mon mixte, est la résolution de l'engorgement des glandes ou des bubons commençans, et la disparition graduelle de tout signe ou symptôme de maladie contagieuse.

Les substances qui constituent ce médicament, employées dans des proportions toujours semblables, y sont mutuellement modifiées; d'où résulte un mixte d'une nature invariable, produisant des effets constamment identiques sur lesquels on peut compter; et doit, certes, eu égard à son mode d'action et à ses propriétés être considéré comme remède simple.

La conviction de tous ces faits me fut surtout acquise à l'infirmerie que j'avais établie à Amiens, pour le traitement gratuit en faveur des individus des deux sexes de la classe ouvrière, (les indigens exceptés), affectés de gale ancienne ou récente, apparente ou occulte, ou de lésions organiques quelconques causées par la répercussion du psora; encore bien qu'ils en aient été traités par quelque méthode que ce fût, n'importe à quelle époque.

Est-il besoin de dire QUE BON NOMBRE DE MALADES DES DEUX SEXES ATTEINTS D'AFFECTIONS

MORBIDES DE FORMES DIVERSES, SURTOUT CHRONIQUES, DE CAUSES ET DE DÉNOMINATIONS BIEN DIFFÉRENTES, Y FURENT ÉGALEMENT TRAITÉS, et toujours gratuitement?

Dans ma correspondance, du 16 au 29 septembre 1824, avec M. le Maire d'Amiens, relative à cet établissement, j'invitai ce magistrat à nommer une commission pour assister aux traitemens, et recueillir les observations utiles à lui transmettre.

C'est dans cette infirmerie que je fis des expériences en grand, suivies et bien observées, avec l'emploi seulement de mon mixte en frictions, tant sur des adultes et des vieillards des deux sexes, que sur des enfans en très bas âge, qui avaient hérité de leurs maladies.

Ces ouvriers, selon leur sexe, étaient reçus à l'infirmerie à des heures différentes, et n'y séjournaient que le temps nécessaire à l'exercice d'une friction, et d'un pansement à l'égard de ceux qui en avaient besoin. Ils s'en retournaient ensuite à leurs travaux accoutumés. Un jeune docteur en médecine surveillait l'exacte exécution des traitemens.

Il résulte de l'emploi de ma préparation mixte dans le traitement de toutes les maladies où elle est indiquée comme spécifique curatif, que la guérison a lieu sans inconvénient quelconque, et aussi promptement que possible ; que ce traitement est très facile à exécuter ; que les malades ne sont point distraits de leurs travaux ou exercices habituels ; que l'infection a cessé d'être contagieuse, de la part du malade, peu de temps après qu'il en a commencé le traitement ; que le linge ni les vêtemens à son usage n'en sont ni salis ni endommagés ; enfin que la dépense pour la dose du médicament nécessaire à chaque malade est peu élevée.

J'engage mes confrères, messieurs les docteurs-médecins, à acquérir la certitude de faits dont j'ai déjà la conviction, en employant, dans leur pratique médicale, ma préparation mixte pour le traitement rationnel des maladies que ce médicament est destiné à anéantir ; et à me faire l'honneur de me transmettre leurs observations dans l'intérêt de l'humanité et des progrès de la science.

Je recevrai d'ailleurs avec une reconnaissance toute particulière et distinguée les notions ou remarques qui leur seront propres touchant ma doctrine des maladies animalculaires; et je prends l'engagement de citer, dans les éditions subséquentes de cet ouvrage, s'ils m'y autorisent, les noms des honorables médecins ou auteurs d'articles d'une critique judicieuse qu'ils voudront bien me faire parvenir.

Je n'ai point jugé convenable d'étaler ici des exemples de traitement et de guérison, par ma méthode, en pratique depuis dix années, parce que des récits de cette nature répugnent à mes habitudes à cause qu'ils peuvent sembler suspects dans leur véracité, d'autant plus qu'on ne doit point dénommer les personnes qui en ont été les sujets. La mention de cette omission à dessein sera sans doute admise.

Mais je rendrai un hommage honorable et offrirai à la reconnaissance publique, l'auteur de réflexions sur l'absurdité qu'il y aurait à juger des propriétés d'un agent pharmaceutique par sa composition chimique, à l'égard duquel des traitemens, par son emploi, peuvent seuls fournir des données certaines et irrécusables pour étayer un jugement selon la raison.

En effet, de quelle honte ineffaçable ne se couvrirait pas quiconque aurait l'impudente passion de prétendre expliquer par les inductions d'un raisonnement chimique les faits réels observés de l'action vitale? Le bon sens vulgaire faisant aussitôt justice d'un tel paradoxe, noyerait le sophiste dans une obscurité infamante.

La médecine, c'est la nature même dans ses actes de formation, de perfectionnement et d'entretien jusqu'au développement le plus complet que puisse atteindre chaque individu organisé. C'est à ce terme qu'elle vise et qu'il lui importe de porter tous les êtres, chez lesquels, durant ces périodes de leur existence, s'élaborent les matériaux jusqu'au summum de perfection de la vie animale. Arrivé à ce terme l'être est parfait dans son espèce; il se reproduit : la nature arrête ensuite la progression végétative chez cet individu, qui semble alors être dans une période stationnaire; puis commence celle de décomposition, dont la vitesse, dans son action progressive, est en raison directe des récidives d'infractions aux règles de l'hygiène auxquelles s'est livré l'individu avant et pendant son état de maturité.

Certes que les écarts des voies de conservation

tracées par la nature sont toujours punis chez l'individu qui s'y expose ; mais combien est faible le nombre de ceux qui y succombent, comparé à celui que la chimie culinaire et la chimie pharmaceutique détruisent ! Et quand donc l'homme, plus aveugle que la brute dans la courte carrière de la vie, évitera-t-il, pour sa conservation, les obstacles qu'il crée lui-même pour les opposer à une longévité sans trouble ?

O nature ! revendique tes droits sur le maintien de l'homme en santé ; tu lui montres tes œuvres parfaites sans les lui expliquer ; mais inspire au moins à cet être, d'une organisation si exquise, la volonté d'imiter les animaux d'une intelligence bien inférieure, dans l'usage modéré et seulement nécessaire des choses indispensables à l'entretien de la vie exempte de maladies et d'infirmités.

Que si l'homme doit, comme tous les autres animaux, être exposé à l'atteinte d'animalcules qui tentent à troubler son repos et à le dévorer vivant, l'industrie qui lui est propre lui suggérera les moyens de s'en affranchir ; et il complétera ainsi, à son profit, le privilége de supériorité qu'il a déjà sur les êtres d'espèces différentes.

C'est alors que l'homme sera indemnisé du temps passé pendant son enfance si prolongée, et des soins exigés pour élever sa reproduction. Nature! tes vues immuables n'en seront pas moins remplies; durant cette longévité chez l'homme, les matériaux dont tu composes la vie en seront mieux élaborés, plus multipliés pour tes œuvres ultérieures, et demeureront la propriété éternellement invariable de la sagesse et de la force qui forment ton attribut.

Manière d'administrer la préparation mixte, et guide à suivre par les malades durant le traitement.

On doit d'abord se bien nettoyer la peau en prenant un bain de corps tiède.

S'habiller de vêtemens proprement tenus, suivant la température atmosphérique.

Les malades qui transpirent difficilement, ou dont la maladie est très ancienne, devront porter une chemise d'étoffe de laine, et coucher entre deux couvertures de même matière.

Éviter tout exercice violent; les veilles prolongées; la contention d'esprit soutenue ; l'influence vive sur le moral.

Quels que soient les exercices habituels des malades, ils n'empêchent point le traitement, pourvu qu'on évite l'action du froid.

On réformera soigneusement ce qu'il y a d'inutile, toujours nuisible, dans le régime diététique.

Se nourrir d'alimens quelconques, mais simplement préparés. Écarter néanmoins ceux qui ont déjà éprouvé un commencement d'altération ; les viandes et poissons salés ; toute pâtisserie ; la graisse ; le trop de beurre ; le trop de vinaigre ; les fruits non mûrs ; enfin tout aliment et boisson réputés excitans.

La bière récente légère ; la décoction de bourrache ou l'eau pure pour boisson.

La lotion mixte s'emploie en frictions exercées rapidement avec une brosse dont on trempe les soies dans une assiette qui contient de cette lotion, sur toute la périphérie du corps, sans exception d'aucune région ; on insiste plus longuement sur les lieux où il y a prurit, éruption de boutons, de dartres, de bubons, etc. On évite de toucher la membrane muqueuse qui termine extérieurement les yeux, les narines, les lèvres, l'anus, l'urètre, etc.

La dose du mixte pour chaque friction doit être, savoir : pour l'adulte des deux sexes, de trois onces, et de quatre onces pour ceux d'une constitution très forte; pour l'adolescent de deux onces; et d'une once environ pour un enfant. On peut, sans qu'il y ait cependant nécessité, étendre cette dose de la lotion mixte d'un quart ou d'un tiers de son volume d'eau de rivière ou de pluie. Le médicament ainsi appliqué disparaît bientôt; on ne l'essuie point.

On ne doit point faire chauffer la lotion.

Cette friction doit être exercée pendant environ quinze minutes, le soir, près de se coucher, et au moins deux heures après le dernier repas de la journée.

Cinq ou six jours après, le malade subira une pareille friction, dans les mêmes conditions et avec les mêmes soins.

Dix ou douze jours après la deuxième friction,

on exercera la troisième, de la même manière qu'aux deux précédentes.

On ne fera une quatrième friction, si elle est jugée nécessaire, que douze ou quinze jours après la troisième. Dans ce laps de temps, on observera et on appréciera l'effet du remède sur la maladie; et, si tous les signes ou symptômes en ont disparu, on s'en tiendra aux frictions déjà exercées : quoique la cinquième, exercée plus tardivement, serait sans aucun inconvénient.

Les malades d'une faible constitution pourront mettre deux ou trois jours de plus d'intervalle entre chaque friction.

Les enfans guérissent bientôt; les adultes plus tard, et les vieillards plus longuement, surtout lorsqu'il y a des lésions organiques internes très anciennes.

Point de purgation, à moins d'un état saburral bien prononcé des voies digestives, ou d'un état de constipation ; dans l'un ou l'autre cas, on emploie la manne grasse avec le sulfate de soude, ou bien un peu de séné. L'huile de ricin avec le sirop de chicorée composent aussi une potion purgative convenable dans quelques cas particuliers. On dose ces substances selon le besoin, etc. On s'abstient de faire des frictions dans le jour de la purgation.

Les femmes interrompront les frictions durant le cours du flux menstruel; elles les continueront ensuite.

S'il y a irritation dans les voies urinaires; douleur, tuméfaction, inflammation, excoriation, ou tout autre coïncident sur un organe ou région quelconque, la boisson de décoction de racine de guimauve, à la dose d'environ un litre et demi par jour, pour l'adulte, est indiquée; et s'il est utile, l'application permanente d'un topique fait avec la farine de lin ou la poudre de tourteau de lin; et qu'il sera bon de renouveler toutes les six heures.

Les ulcères, quelque dimension qu'ils aient, doivent être lotionnés et pansés avec la préparation mixte; s'ils sont enflammés, on doit d'abord appliquer dessus un topique de farine de lin.

Ceux sur la muqueuse, lorsqu'ils sont accessibles au pansement, doivent être traités de même; avec l'attention, seulement, d'étendre la lotion mixte d'une quantité d'eau suffisante pour que son contact ne soit point trop sensible. Employée pure, elle suscite une impression vive qui, pourtant, cesse bientôt après.

Les médecins savent que, lorsqu'il existe deux maladies simultanément chez le même sujet, on doit d'abord traiter celle qui menace le plus la vie du malade; mais avec cette attention singulière que le traitement de l'une soit tel, qu'il ne puisse nullement exaspérer les symptômes de l'autre. Néanmoins, il est rare qu'on ne puisse appliquer un traitement composé, approprié aux deux genres de maladies : ce qui est toujours préférable; car, quelle que soit l'affection secondaire, sa présence est le plus souvent un obstacle à la marche régulière vers la guérison de la maladie que l'on traite isolément ou exclusivement.

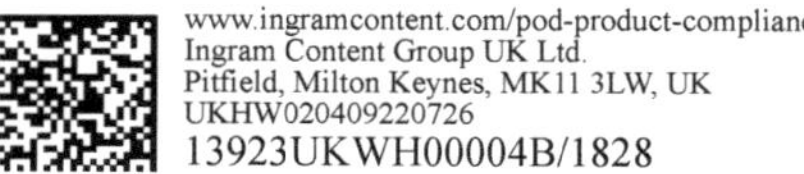

www.ingramcontent.com/pod-product-compliance
Ingram Content Group UK Ltd.
Pitfield, Milton Keynes, MK11 3LW, UK
UKHW020409220726
13923UKWH00004B/1828